Samenspel en samenklank

Samenspel en samenklank

De besturingsfilosofie en organisatiestructuur van het UMC Utrecht

Geert Blijham en Ernest Müter

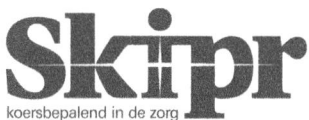

Skipr is een crossmediaal communicatieplatform voor beslissers in de zorg. *Skipr* biedt u een magazine, boeken, internet, e-mailnieuwsbrieven, (web)televisie, een virtueel en een persoonlijk businessnetwerk en persoonlijke ontmoetingen. *Skipr* helpt beslissers in de zorg om de koers te bepalen.

© 2010 Bohn Stafleu van Loghum, onderdeel van Springer Uitgeverij
Alle rechten voorbehouden. Niets uit deze uitgave mag worden verveelvoudigd, opgeslagen in een geautomatiseerd gegevensbestand, of openbaar gemaakt, in enige vorm of op enige wijze, hetzij elektronisch, mechanisch, door fotokopieën of opnamen, hetzij op enige andere manier, zonder voorafgaande schriftelijke toestemming van de uitgever.

Voor zover het maken van kopieën uit deze uitgave is toegestaan op grond van artikel 16b Auteurswet j° het Besluit van 20 juni 1974, Stb. 351, zoals gewijzigd bij Besluit van 23 augustus 1985, Stb. 471 en artikel 17 Auteurswet, dient men de daarvoor wettelijk verschuldigde vergoedingen te voldoen aan de Stichting Reprorecht (Postbus 3051, 2130 KB Hoofddorp). Voor het overnemen van (een) gedeelte(n) uit deze uitgave in bloemlezingen, readers en andere compilatiewerken (artikel 16 Auteurswet) dient men zich tot de uitgever te wenden.

Samensteller(s) en uitgever zijn zich volledig bewust van hun taak een betrouwbare uitgave te verzorgen. Niettemin kunnen zij geen aansprakelijkheid aanvaarden voor drukfouten en andere onjuistheden die eventueel in deze uitgave voorkomen.

ISBN 978 90 313 8066 4
NUR 801

Ontwerp omslag: Graphic Design Engelbracht
Ontwerp binnenwerk: Houdbaar, Deventer
Automatische opmaak: Cross Media Solutions – Ten Brink, Alphen aan den Rijn
Interviews: Lucette Teurlings

Bohn Stafleu van Loghum
Het Spoor 2
Postbus 246
3990 GA Houten

www.bsl.nl

	Voorwoord	7
1	Wat voorafging (1989-1999)	9
	Interview prof. dr. Peter van der Vliet	14
2	De aanleiding: Durven Kiezen (1999-2000)	17
3	Werken aan een besturingsfilosofie en organisatiestructuur (2000-2001)	19
	Interview prof. dr. Bart Fauser	22
4	Het advies van de projectgroep B&O (2001)	25
	Interview prof. dr. Jan Kimpen	32
5	Besluitvorming en implementatie (2001-2002)	35
	Interview drs. Geranne Engwirda	42
6	B&O in de praktijk: een schets (2002-2007)	45
	Interview Conny Helder	50
7	De lessen van B&O: een samenvatting	53
	Over de auteurs	61

Hoe organiseer je een UMC? Deze vraag staat centraal in deze uitgave. UMC's – UMC staat voor Universitair Medisch Centrum – zijn grote en complexe organisaties die drie verschillende kernactiviteiten in zich verenigen, te weten onderwijs, onderzoek en patiëntenzorg. Elk van deze kernactiviteiten stelt andere eisen aan de organisatie. En ook binnen de kernactiviteiten zijn de verschillen groot. Van genetic counselling tot harttransplantatie, van een verstuikte enkel op de spoedeisende hulp tot experimentele interventies bij patiënten met kanker, de UMC's bestrijken het hele spectrum. Al deze vormen van zorg vragen hun eigen organisatie. En toch is het UMC één geheel. Hoe bereik je goed samenspel en een mooie samenklank in zo'n pluriforme organisatie met veel begaafde solisten?

Elk UMC zoekt naar de beste manier om zijn organisatie vorm te geven. Het gaat daarbij om de structuur, zoals een indeling in divisies of afdelingen, maar ook om de rolverdeling in de besturing; wat ligt bij de raad van bestuur en wat wordt op andere niveaus behandeld? Hoe sluiten patiëntenzorg, onderwijs en onderzoek goed op elkaar aan? Hoe is het overleg binnen het UMC ingericht? Welke basisgedachten kenmerken het planning- en controlsysteem? Wat wordt van de leidinggevenden verwacht, expliciet en impliciet? En, misschien het moeilijkst grijpbaar, wat is de cultuur van het UMC?

De keuzes die gemaakt worden, variëren per UMC. Elk UMC heeft zijn eigen geschiedenis en zijn eigen profiel. Bestuurders en key professionals van UMC's hebben hun eigen opvattingen over de wijze waarop de organisatie ingericht moet worden.

Het UMC Utrecht heeft zich zeven jaar geleden zeer intensief beziggehouden met de eigen organisatie. De raad van bestuur heeft in die periode uit de sleutelfiguren van het UMC Utrecht een team samengesteld, dat als opdracht kreeg de besturingsfilosofie en organisatiestructuur van het UMC Utrecht opnieuw te definiëren. Het project B&O – Besturingsfilosofie en Organisatiestructuur – ging van start. In dit boek beschrijven we kort de voorgeschiedenis van en aanleiding voor B&O. Daarna gaan we in op de keuzes die de projectgroep en de raad van bestuur hebben gemaakt, en op de implementatie van de gekozen maatregelen. En we kijken waar we nu, acht jaar later, staan. Dit doen we onder andere in een aantal korte interviews.

De reden voor het schrijven van dit boek is dat de organisatie van het UMC Utrecht met B&O acht jaar geleden ingrijpend verbeterd is en dat er een model is ontwikkeld en geïmplementeerd dat zijn vruchten heeft afgeworpen. Veel van de zaken waar we nu succesvol aan werken, vinden hun basis in B&O. Uiteraard vindt het UMC Utrecht steeds nieuwe uitdagingen op zijn pad en zullen er ongetwijfeld weer aanpassingen in het organisatiemodel nodig zijn, maar de basis die zeven jaar geleden is gelegd, is zeer solide gebleken. Wij willen graag de kennis die we in B&O hebben opgebouwd, delen met anderen die voor vergelijkbare vraagstukken staan, en op die manier een bijdrage leveren aan verbeteringen in de organisatie van de zorg.

1 Wat voorafging (1989-1999)

Het Academisch Ziekenhuis Utrecht (AZU) verhuisde in 1989 vanuit de binnenstad van Utrecht naar De Uithof, het wetenschappelijke centrum aan de oostkant van de stad. De personeelsomvang van het AZU lag in die periode rond de drieduizend medewerkers. Na een periode die bestuurlijk gezien zeer moeizaam was geweest, zat het AZU in de lift. Het bestaan werd niet langer bedreigd, het zelfvertrouwen nam toe. Het AZU werd in die periode bestuurd door een directie, later omgedoopt in raad van bestuur. Onder de raad van bestuur stonden zogenaamde 'dcd's'. De afkorting dcd betekent: divisies, centra en diensten. De poortspecialismen waren in divisies georganiseerd, de ondersteunende specialismen in centra, en de facilitaire en centrale functies in diensten. Bij elkaar waren dit een kleine twintig onderdelen. Hiermee was het AZU in die tijd modern; de meeste academische en algemene ziekenhuizen kenden nog medische afdelingen, terwijl de verpleging georganiseerd was in een verpleegkundige dienst. Pas op het niveau van de directie of raad van bestuur kwamen de medische en verpleegkundige wereld bij elkaar. In het AZU gebeurde dit op het niveau van de dcd.

De divisies en centra werden geleid door een managementteam (MT), de diensten door een hoofd. Voor de divisies bestond het MT uit een medisch manager (meestal een van de medisch afdelingshoofden), een manager verpleegkundige zaken (later gewijzigd in manager zorg) en een manager bedrijfsvoering. Dit team was op papier verantwoordelijk voor het reilen en zeilen van de divisie, dus onder andere voor de medische zaken, de verpleegkundige zorg en het budget. Echter, met name bij divisies die uit meerdere medische afdelingen bestonden, waren de medisch afdelingshoofden en enkele andere sleutelfiguren in het medische domein in de praktijk min of meer autonoom. Daar waar een medisch afdelingshoofd en de raad van bestuur elkaar in een voornemen vonden, had het MT meestal het nakijken. Bovendien hadden de medisch afdelingshoofden en andere hoogleraren ook een positie aan de medische faculteit, die in bestuurlijke zin losstond van het AZU. De circuits van de feitelijke macht en van de formele macht overlapten elkaar door deze factoren maar zeer gedeeltelijk. De functie van medisch manager werd door een deel van de medici als een vorm van corvee gezien, waar topprofessionals niet noodzakelijkerwijs hun tijd aan hoefden te besteden.

De raad van bestuur van het AZU liet zich adviseren door verschillende adviesorganen. Naast de wettelijke en gebruikelijke – zoals de OR, het stafconvent en het verpleegkundig convent – kende het AZU Kamer 1 en Kamer 2. Kamer 1 was het overleg van de medisch managers, Kamer 2 het overleg van de managers zorg en bedrijfsvoering. Beide hadden een formele positie, met andere woorden: de raad van bestuur was de verplichting aangegaan om hun bij substantiële onderwerpen om advies te vragen en daar uiteraard in de besluitvorming rekening mee te houden.

Eind jaren tachtig en in de jaren negentig groeide het AZU, zowel autonoom als door fusies, zoals met het Ooglijdersgasthuis en het Klinisch Genetisch Centrum Utrecht (KGCU). De twee grootste en belangrijkste fusies in die periode waren echter die met het Wilhelmina Kinderziekenhuis (WKZ) en vervolgens met de Medische Faculteit van de Universiteit Utrecht (MFU).

In 1996 kwam het fusieproces tussen AZU en WKZ, dat al lang in voorbereiding was, in een versnelling door het gedwongen aftreden van het bestuur van het WKZ. Het WKZ werd onder de raad van bestuur van het AZU geplaatst. Daarmee veranderde de naam van het academisch ziekenhuis in AZU/WKZ. Er werden drie nieuwe divisies ingericht en de verhuizing van het WKZ naar De Uithof werd voorbereid. In 1999 nam het WKZ de nieuwbouw in De Uithof, naast het AZU-gebouw, in gebruik.

De tweede fusie werd in diezelfde periode doorgevoerd. De leiding van het AZU/WKZ, het college van bestuur van de Universiteit Utrecht (UU) en de leiding van de medische faculteit kwamen met elkaar overeen dat een Universitair Medisch Centrum (UMC) gevormd zou worden. Tot dat moment kenden de patiëntenzorg enerzijds en onderwijs en onderzoek anderzijds een gescheiden inbedding en aansturing, respectievelijk in het ziekenhuis en de universiteit. In de praktijk werden deze activiteiten door dezelfde mensen gedaan. Sommigen waren bij de universiteit aangesteld, anderen bij het ziekenhuis. Deze scheiding van circuits maakte het tot die tijd vrijwel onmogelijk om bestuurlijke keuzes te maken waarin zorg, onderwijs en onderzoek in samenhang werden bezien. Uit een analyse kwam naar voren dat een integratie van de drie kernprocessen binnen één organisatie betere voorwaarden zou bieden voor het leveren van excellente prestaties. Maar het betekende ook een nieuw ingrijpend fusietraject en een toename van de complexiteit van de organisatie.

De decaan en de directeur van de MFU werden toegevoegd aan de raad van bestuur van het AZU/WKZ. Tevens werd specifiek voor het onderwijs één hoogleraar op parttimebasis toegevoegd aan de raad van bestuur. Dit leidde, inclusief het bestuurslid namens het Centraal Militair Hospitaal, tot een zevenhoofdige raad van bestuur van het UMC Utrecht. In diezelfde periode kondigde de voorzitter van de raad van bestuur zijn vertrek aan en werd in eigen gelederen een nieuwe voorzitter gevonden.

Wat betreft de structuur was het AZU/WKZ, als grootste partner, leidend. Daarom moesten het onderwijs en onderzoek een positie krijgen binnen de bestaande dcd's. Naast de drie bestaande managementposities in het MT werd een vierde positie ingesteld: de manager onderwijs en onderzoek. De hoogleraren binnen de divisie of het centrum konden in aanmerking komen voor deze positie. Naast de bestaande dcd's kwamen er ook vakgroepen over vanuit de MFU, die geen klinisch pendant hadden. Daartoe werden drie 'Stratenum-divisies' ingesteld, genoemd naar het gebouw waarin de faculteit gehuisvest was. Ten slotte besloot de raad van bestuur om een onderwijsinstituut en een vijftal onderzoeksinstituten in te stellen. In het onderwijsinstituut werden de activiteiten voor het geneeskundig curriculum ondergebracht, dat overigens zojuist ingrijpend vernieuwd was. De onderzoeksinstituten kunnen gezien worden als een formalisering van de daarvoor al bestaande onderzoekszwaartepunten. De raad van bestuur streefde al langer naar concentratie van onderzoek op een beperkt aantal gebieden. Dit waren in die periode genen, vaten, infectie en immuniteit, hersenen en beeld. Door meer onderzoeksmassa op deze sterke gebieden in te zetten, zou het UMC Utrecht kunnen excelleren, in plaats van de hele breedte te bestrijken en overal een middenpositie in te nemen. De fusie werd aangegrepen om deze zwaartepunten verder te versterken. De raad van bestuur benoemde directeuren en plaatsvervangend directeuren van de onderzoeksinstituten uit de groep van toonaangevende hoogleraren. Daarmee werd een matrixstructuur geïntroduceerd. Immers, het onderwijs en onderzoek werden uitgevoerd vanuit de divisies en centra, maar gecoördineerd vanuit het onderwijsinstituut respectievelijk de onderzoeksinstituten.

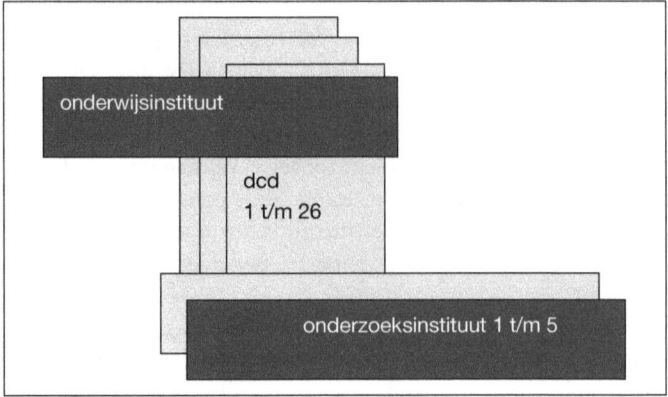

Figuur 1 Matrix van dcd's en instituten

In 1998 en 1999 werd de fusie op alle niveaus doorgevoerd en per 1 januari 2000 ging de nieuwe organisatie officieel van start onder de naam UMC Utrecht. Er was nu een organisatie gevormd met ruim zevenduizend medewerkers, een verdubbeling in enkele jaren tijd.

Tegelijk met deze fusiebewegingen was vanuit het AZU/WKZ een proces van strategische planvorming gestart met behulp van externe adviseurs. Met het aantreden van de nieuwe voorzitter van de raad van bestuur in 1998 werden de ambities van dit proces bijgesteld. De fusies hadden zoveel impact op de drie samenstellende onderdelen van het UMC Utrecht, dat een ingrijpende strategische heroriëntatie niet op haar plaats was. Besloten werd het proces van strategische heroriëntatie stop te zetten en de overeenkomst met de externe adviseurs te beëindigen. In plaats daarvan legde de raad van bestuur zijn gedachten over de komende vijf tot zes jaar vast in een strategisch document. In augustus 1999 werd de strategienota *Vernieuwing als opdracht* uitgebracht. Hoewel deze nota geen breuk met het verleden inhield en minder ver ging dan eerder was beoogd, werden er toch de strategische lijnen in beschreven die voor de middellange termijn relevant zouden blijken. Kerngedachten waren een verdere concentratie van onderzoek én patiëntenzorg, meer accent op complementaire samenwerking met andere instellingen, invoering van het nieuwe onderwijscurriculum en een versterking van het ondernemerschap. Maar eerst werd het UMC Utrecht geconfronteerd met een heel andere uitdaging.

Prof. dr. Peter van der Vliet

Sinds 1 februari 2007 met emeritaat als hoogleraar fysiologische chemie en voorzitter en manager onderzoek van de divisie Biomedische Genetica

'Door B&O zijn de "bypasses", het passeren van de divisieleiding bij besluiten, verdwenen. Die waren leuk als je er profijt van had, maar leidden tot interne spanning. Dat is uitstekend opgelost: een kleinere raad van bestuur en goede leiders.'

'Door van een centraal geleide organisatie naar een decentrale te gaan, werd de divisies vertrouwen gegeven, uiteraard met controlemechanismen. Als divisie moet je dan natuurlijk je verantwoordelijkheid nemen. En dat heeft heel goed gewerkt! In het UMC-overleg vindt een zekere sociale controle plaats, waardoor het puur nastreven van divisiebelangen vermeden wordt.'

'Wat ik waardeer in de raad van bestuur is dat deze belang hecht aan de kwaliteit van onderzoek en daar ook concreet steun aan verleent. Maarten Le Clerq zei al in 2001: "Het UMC zal succesvol zijn als het zich weet te onderscheiden van de omgeving waarin het verkeert."'

'Ik vind het van belang dat we talent optimaal benutten; het is de basis voor goed onderzoek. Bij de divisie Biomedische Genetica hebben we dankzij B&O focus en massa kunnen aanbrengen. Mijn eigen besturingsfilosofie is gericht op de persoon en zijn kwaliteiten. Geef talent de ruimte en zorg voor goede communicatie. Zo ben ik een groot voorstander van koffiehoeken: daar komen mensen bij elkaar en ontstaan nieuwe ideeën. De organisatie is wel stroperig in de uitvoering.' Lachend zegt Van der Vliet: 'Enige bestuurlijke ongehoorzaamheid is niet verkeerd. Je moet kans krijgen fouten te maken. Gelukkig is er ook het vliegwieleffect: als het draait, draait het.'

Van der Vliet vindt dat er een efficiencyslag nodig is: 'Andere ziekenhuizen doen dat beter. We moeten in de patiëntenzorg de concurrentiekracht niet onderschatten. De verpleging heeft patiëntvriendelijkheid hoog in het vaandel staan. Bij specialisten zie je meer arrogantie: de patiënt als geval.'

In de toekomst voorziet hij een toenemende individualisering van de ziekte. 'Behandelingsmethoden worden door de genetische ontwikkelingen steeds meer afgestemd op het individu. Het UMC Utrecht kan hierin vooroplopen door IT-investeringen.'

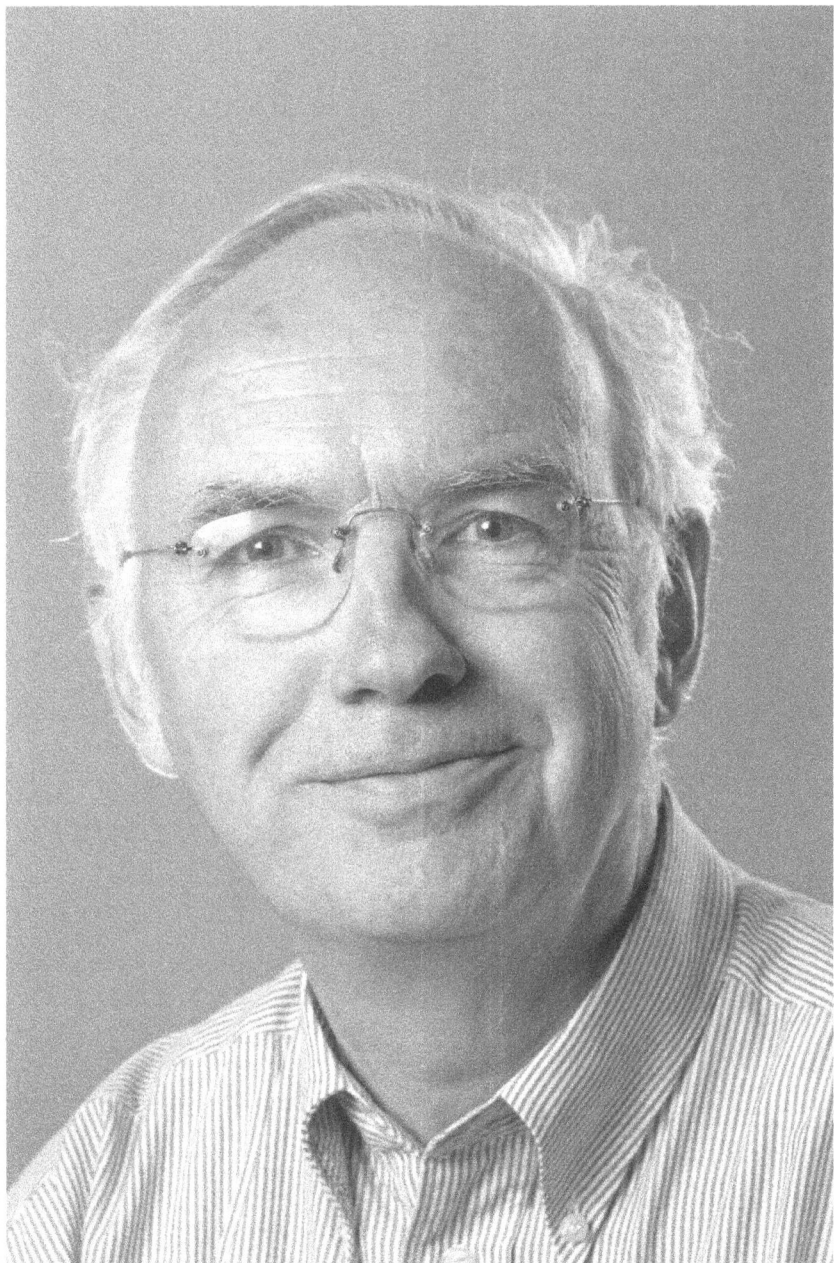

Prof. dr. Peter van der Vliet

2 De aanleiding: Durven Kiezen (1999-2000)

In 1998 en 1999 werd de raad van bestuur geconfronteerd met tegenvallende financiële resultaten, er ontstonden tekorten die dreigden op te lopen. De investeringen in de academische patiëntenzorg, die de laatste jaren hadden plaatsgevonden, werden onvoldoende gedekt door extra inkomsten. Een generieke korting op de budgetten van de dcd's bood geen soelaas, eind 1999 bleek dat er ingrijpender omgebogen moest worden. Dit werd het programma Durven Kiezen. Dit programma had tot doel de financiële situatie van het UMC Utrecht weer gezond te maken met behulp van structurele ombuigingen in de orde van vijf procent van het totale budget. Daarmee zou de neerwaartse lijn omgebogen kunnen worden en zou ruimte voor investeringen gecreëerd kunnen worden.

In het jaar 2000 is zeer intensief aan deze operatie gewerkt. Er werd advies ingewonnen over de financiële prognose en alle dcd's kregen opdracht om plannen te maken om tot structurele besparingen te komen. Daarnaast stelde de raad van bestuur een eigen bezuinigingsagenda op en werd krachtig met de verzekeraars onderhandeld om de inkomsten beter te laten aansluiten op het activiteitenniveau. Durven Kiezen leidde sneller dan verwacht tot resultaten. Enerzijds door de ombuigingen, hoewel deze niet volledig in de beoogde omvang werden gerealiseerd, en anderzijds door betere afspraken met de verzekeraars. Het jaar 2001 werd met een positief financieel resultaat afgesloten en de financiële situatie zou de komende jaren nog verder verbeteren.

Het proces van Durven Kiezen was echter zeer moeizaam en had het UMC Utrecht gemakkelijk veel schade kunnen toebrengen. De organisatie was niet gewend om op deze manier te bezuinigingen. Er werden, misschien wel voor het eerst, duidelijke keuzes gemaakt, waarbij bepaalde onderzoekslijnen of aandachtsgebieden in de patiëntenzorg werden afgebouwd of gereduceerd. In enkele gevallen was dit voor de meest betrokken onderzoekers en medici onacceptabel en wisten zij, intern en extern, bijzonder veel aandacht voor hun standpunt te mobiliseren. Er verschenen artikelen in de media, waarin werd gesproken over kaalslag in de patiëntenzorg. Het bleek dat de raad van bestuur en de MT's weinig grip hadden op een aantal van hun key professionals. In de tweede plaats vertraagde het circuit van adviesorganen de voortgang en bleek het buitengewoon lastig om controversiële besluiten te nemen. Het UMC Utrecht werd met het fenomeen 'hindermacht' geconfronteerd. Elk van de adviesorganen had niet de macht om zijn eigen visie door te drukken, maar wel de macht om voorstellen van anderen tegen te houden. Het is aan het gezamenlijke doorzettingsvermogen van de raad van bestuur en een aantal sleutelfiguren onder de medici en onderzoekers, de verpleging en het management te danken dat dit proces tot een goed einde kon worden gebracht.

Eind 2000 evalueerde de raad van bestuur Durven Kiezen en kwam tot de conclusie dat de complexiteit van het UMC Utrecht zich weerspiegelde in een ingewikkelde en onheldere structuur. De organisatie kende inmiddels 26 dcd's, sterk variërend in omvang en bestuurlijke kracht. De rol van de MT's was onvoldoende duidelijk, in de richting van key professionals uit het medische domein was sprake van een hiërarchisch vacuüm. Er waren te veel partijen betrokken bij besluitvorming, er waren geen expliciete verwachtingen over de rol van de leidinggevenden binnen de organisatie. De rolverdeling tussen raad van bestuur en MT was onduidelijk; het UMC Utrecht kende geen verbindende besturingsfilosofie.

3 Werken aan een besturingsfilosofie en organisatiestructuur (2000-2001)

De raad van bestuur besloot eind 2000 dat er – na de hectiek van twee grote fusies, een strategienota en een ingrijpende ombuigingsoperatie – groot onderhoud nodig was aan de eigen organisatie. Het UMC Utrecht moest in organisatorische zin doorgelicht en opnieuw geordend worden. Dit was de start van het project B&O, Besturingsfilosofie en Organisatiestructuur.

De eerste en misschien wel een van de belangrijkste vragen was hoe dit project aangepakt moest worden. De raad van bestuur besloot een team samen te stellen van tien sleutelfiguren uit de organisatie, geleid door een lid van de raad van bestuur, en ondersteund door drie adviseurs, waaronder één externe. De leden van het team werden op persoonlijke titel door de raad van bestuur benaderd, zodat zij niet de gremia vertegenwoordigden waarover ze zouden moeten oordelen. Zes van de leden behoorden tot de meest toonaangevende medici en onderzoekers en maakten al deel uit van een divisieleiding als medisch manager of manager onderwijs en onderzoek. Een van de leden was een veelbelovend verpleegkundig onderzoeker en drie leden kwamen uit de kring van het management, te weten de directeur P&O en twee managers bedrijfsvoering. Wat betreft de oriëntatie van de teamleden was er een balans gevonden tussen kliniek en prekliniek, zowel het AZU als het WKZ en zowel de poortspecialismen als de ondersteunende specialismen waren vertegenwoordigd. Bovendien werd ervoor gezorgd dat de kring van notoire critici van de gang van zaken in het UMC Utrecht ook vertegenwoordigd was in deze projectgroep B&O, overigens zonder de overhand te krijgen.

De raad van bestuur overtuigde de deelnemers aan dit project van het belang en de impact, zodat zij bereid waren gedurende een periode van drie maanden tien volledige dagen vrij te maken. Deze dagen werden, buiten het UMC Utrecht, op een prettige locatie en in informele sfeer doorgebracht. Maar er werd hard gewerkt. In twintig sessies van elk een dagdeel werden de volgende thema's behandeld:

Thema's van B&O
- het concernmodel en de raad van bestuur
- ordening onder de raad van bestuur
- integraal management van de divisie en de positie van de medisch manager
- organisatie- en overlegstructuur
- planning en control
- cultuur en leiderschap
- talentmanagement

In het project werd gewerkt van abstract naar concreet: eerst vond een intensieve discussie plaats over de gewenste besturingsfilosofie, daarna werd deze uitgewerkt voor de rolverdeling tussen centraal en decentraal, vervolgens werden de leidende principes geformuleerd voor de structurering van de organisatieonderdelen, waarna de structuur zelf, de overlegvormen, de rol van leidinggevenden, talentmanagement en planning en control werden besproken. Elk van de sessies werd voorbereid en ingeleid door de begeleiders, die aangaven wat op dat moment de gegroeide situatie was en welke knelpunten en discussiepunten er lagen.

In het team ontstond de juiste dynamiek: de discussies waren pittig, maar met respect voor ieders opvatting. Het bleek mogelijk om tot overeenstemming te komen over het gewenste model en ook de daaruit voortvloeiende keuzes werden gedeeld. Zo kon er toegewerkt worden naar een advies waar alle deelnemers aan het project achter stonden.

Uiteraard hield de voorzitter van de projectgroep de raad van bestuur en de raad van toezicht op de hoogte van de voortgang. Daarnaast werd het conceptadvies driemaal ter toetsing voorgelegd, twee keer aan een interne klankbordgroep en één keer aan een externe klankbordgroep. De interne toetsing vond plaats met de managers van de dcd's en met de voorzitters of dagelijks besturen van de adviesorganen. De externe toetsing vond plaats met deskundigen vanuit de gezondheidszorg, de universiteit en het bedrijfsleven, die vanuit hun bestuurlijke positie ervaring hadden met dit soort veranderingen. De reacties uit de toetsingsrondes waren in het algemeen positief. Bij de interne toetsing werd de bezorgdheid verwoord of de veranderingen niet te ingrijpend waren. De externe deskundigen vroegen zich daarentegen af of de veranderingen wel ver genoeg gingen. Daar waar mogelijk, maakte de projectgroep gebruik van adviezen die in de toetsingsrondes werden aangereikt. In mei 2001 werd het definitieve advies aangeboden aan de raad van bestuur.

Prof. dr. Bart Fauser
Voorzitter en medisch manager divisie Vrouw en Baby

'Ik moest hier erg wennen. Rotterdam heeft een heel andere cultuur. Mijn ervaring is dat de organisatie niet zo gastvrij is en nieuwe mensen niet snel worden omarmd. Als je daar een keer doorheen bent, is het hier uitstekend toeven. Wat me zeer aanspreekt, is de wijze waarop er gedelegeerd is, de transparantie. Het is duidelijk, consistent, niet alleen roepen, maar ook ernaar handelen. Sturen door beoordelen noem ik als voorbeeld. Het is een beraad dat gaat over "waar word je blij van" en "waar word ik blij van bij jou". Waar zie je ontwikkelingen en wat verwacht ik van je? Managen van verwachtingen, dus!'
'We hebben een complementair samengestelde raad van bestuur; deze is voorspelbaar en maakt zaken inzichtelijk. De divisiestructuur is een belangrijk fundament, maar we lopen ook tegen muurtjes aan en die kunnen ontwikkelingen ook bemoeilijken. Het wij-gevoel is van de divisie en minder van het UMC Utrecht. Daarbij ontbreekt het de organisatie ook wel wat aan introspectie, en zelfkritiek is te beperkt. Er lopen hier UMC'ers rond die erg tevreden zijn over zichzelf.'
Hij twijfelt even: 'Noem het zelfgenoegzaamheid.'
'We zijn een sterke partner door de duidelijke structuur en de goede performance van de onderzoeksgroepen. We kunnen de concurrentie zeker aan! We mogen wel meer patiënt/cliëntgericht denken en meer aandacht aan preventie schenken. Dus meer multidisciplinair werken. Women Health en de zorg voor ouderen vragen om veel meer aandacht.'
Fauser gelooft dat het belangrijk is een brugfunctie te vervullen en af te stemmen met buiten. 'Haal buiten naar binnen. Dan verkleinen we de scheiding tussen de basale wetenschap en de klinische disciplines. Ik zie zeker veel mogelijkheden. Hoewel het geen doel op zich is, is het positief dat er onderzoeksspeerpunten zijn benoemd.'
Waar hij tot slot nog aan toevoegt: 'Laten we flexibel blijven met als doel zo optimaal mogelijk te acteren in een continu veranderende omgeving.'

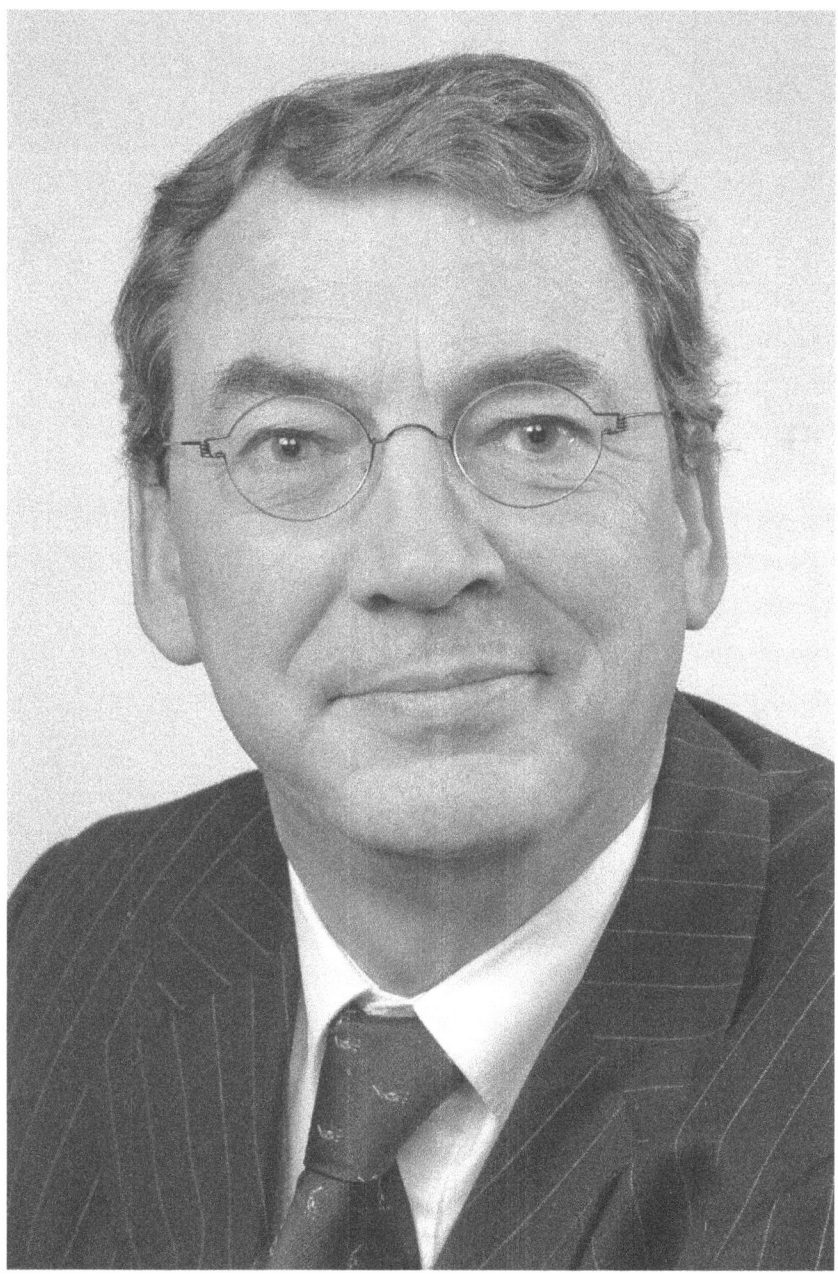

Prof. dr. Bart Fauser

4 Het advies van de projectgroep BG-O (2001)

Direct aan het begin kwam de projectgroep tot de conclusie dat de omgeving van het UMC Utrecht steeds competitiever werd en dat de organisatie daar niet klaar voor was: het ontbrak aan slagvaardigheid en flexibiliteit. De projectgroep zag haar opdracht dan ook vooral in het komen tot een meer resultaatgerichte cultuur, het versterken van de lijn van de organisatie en het meer inhoud geven aan het begrip 'decentralisatie'. Hierna wordt een korte samenvatting gegeven van het advies dat daaruit voortkwam.

Het concernmodel en de raad van bestuur

Uit de eerste analyse van de projectgroep bleek dat de omvang en complexiteit van het UMC Utrecht een verdergaande decentralisatie van verantwoordelijkheden en bevoegdheden noodzakelijk maakten. Op het niveau van de divisie, waar professionele kennis en kunde gebundeld zijn, kunnen de kansen vanuit de omgeving het beste worden benut en kan aan bedreigingen het beste het hoofd worden geboden. Dankzij de omvang van de organisatie was het bovendien mogelijk om divisies met voldoende massa te vormen, die niet bij elk zuchtje tegenwind terug hoefden naar de raad van bestuur. De projectgroep duidde dit model in het advies aan als het *concernmodel*. De keuze voor dit model had uiteraard consequenties voor de rol van de raad van bestuur. Logischerwijs richt deze zich in het concernmodel vooral op de hoofdlijnen en kaders. De projectgroep adviseerde om de omvang van de raad van bestuur terug te brengen tot drie personen, waarbij elk lid van de raad van bestuur portefeuillehouder is voor een aantal divisies. Een bestuurslid behartigt in de contacten met de divisies alle aspecten (zorg, onderwijs, onderzoek, financiën, enzovoort), om zo een eenduidige communicatie tussen divisie en raad van bestuur te garanderen.

Ordening onder de raad van bestuur

Een tweede thema was de wijze waarop de eenheden binnen het concernmodel ingedeeld moesten worden. In de opdracht had de raad van bestuur nadrukkelijk een al te wilde beweging, zoals naar zorgketens, uitgesloten. De projectgroep stelde vast dat de matrix van onderzoeksinstituten en divisies op dat moment niet goed werkte. Eenduidige aansturing van patiëntenzorg, onderwijs en onderzoek leidde tot betere resultaten dan aansturing in een matrix. Eenduidigheid was echter niet over de volle breedte te realiseren, al was het alleen maar omdat de meeste onderzoeksthema's dwars door de divisies sneden en in zichzelf ook een matrix vormden (het thema 'beeld' doorsnijdt de thema's 'vaten' en 'hersenen', om maar een voorbeeld te noemen). De conclusie van de projectgroep was dat de patiëntenzorg leidend diende te zijn bij de indeling van de decentrale eenheden, verder divisies genoemd, en dat naar maximale integratie van zorg, onderwijs en onderzoek binnen de divisies gestreefd moest worden. Wat betreft de omvang van de divisies werd een bandbreedte van driehonderd tot achthonderd fte aangegeven. Boven deze omvang dreigt de afstand van het divisiemanagement tot de werkvloer te groot te worden. Onder deze omvang blijven er te veel schotten in de organisatie en zijn de eenheden niet robuust genoeg om hun zwaardere verantwoordelijkheden waar te maken. De nadelen van het matrixmodel dienden te worden beperkt door het creëren van personele unies in de aansturing van de onderzoeksinstituten en de divisies. Met andere woorden: liever de leiding van het instituut en de divisie bij één persoon bij wie deze rol ook past, dan bij twee verschillende personen die elkaar in evenwicht moeten houden. Steviger leiderschap, minder 'balance of power'.

Integraal management van de divisie en de positie van de medisch manager

De projectgroep was van mening dat de divisies het beste geleid kunnen worden door een managementteam, waarvan de leden, zoals ook daarvoor het geval was, een integrale verantwoordelijkheid dragen. Daarmee wordt bedoeld dat de verschillende portefeuilles, zoals medische zaken, onderzoek, zorg of bedrijfsvoering, niet het meest bepalend zijn, maar de gezamenlijke verantwoordelijkheid van het team voor de divisie. Alle leden van de divisieleiding dienen benoemd en beoordeeld te worden door de raad van bestuur. Een aanpassing van de bestaande situatie betrof de rol van de divisievoorzitter. Deze diende naar het oordeel van de projectgroep versterkt te worden, zonder echter een hiërarchische verhouding binnen het MT te introduceren. Aangegeven werd dat de divisievoorzitter als primus inter pares verantwoordelijkheid draagt voor het functioneren en de besluitvorming van het team, in feite dezelfde rol die – op zijn niveau – van de voorzitter van de raad van bestuur wordt verwacht. De divisievoorzitter dient te worden benoemd door de raad van bestuur uit de kring van vooraanstaande professionals binnen een divisie, in het algemeen de medisch afdelingshoofden, en hij combineert deze functie met de medische portefeuille of de portefeuilles onderwijs en onderzoek. Zo nodig kan een divisievoorzitter van buiten worden aangetrokken als er binnen de divisie geen geschikte kandidaat is.

Een essentieel onderdeel van het advies betrof de verhouding tussen de voorzitter en de (andere) medisch afdelingshoofden binnen de divisie. Voor de projectgroep stond het vast dat de voorzitter de hiërarchisch leidinggevende dient te zijn van de medisch afdelingshoofden binnen de divisie. Deze positie is niet gebaseerd op inhoudelijke kennis van een vakgebied, maar op managementvaardigheid en bestuurlijke kennis en kunde. De raad van bestuur dient hier dus ook de nadruk op te leggen bij de selectie van de voorzitter. Dit was uiteraard een gevoelige kwestie, maar wel een die naar de mening van de projectgroep niet genegeerd kon worden. Zolang alle medisch afdelingshoofden een rechtstreekse lijn hadden of konden openen naar de raad van bestuur, zouden de divisies nooit de slagkracht kunnen ontwikkelen die noodzakelijk was.

Organisatie- en overlegstructuur

Op basis van hiervoor genoemde uitgangspunten werd een nieuwe structuur ontworpen. Het primaire proces werd ondergebracht in elf divisies. De 21 bestaande divisies en centra gingen hierin op.

Nieuwe organisatie-indeling

divisies	eenheden op concernniveau
• Hersenen • Beeld • Kinderen • Perinatologie • Interne • Thorax • Snijden • Anesthesie • Laboratoria • Gezondheidswetenschappen • Genen	• raad van bestuur en staf • onderwijsinstituut • directie P&O • directie Informatievoorziening en Financiën • facilitair bedrijf

De projectgroep stelde voor om de drie bestaande facilitaire diensten te integreren tot één facilitair bedrijf. Aangegeven werd dat de vorming van het facilitair bedrijf (FB) meer diende te zijn dan het aan elkaar plakken van de diensten. Het gehele FB diende opnieuw doordacht te worden, om te komen tot verbeterde service aan de divisies.

De stafdirecties onder de raad van bestuur bleven organisatorisch ongewijzigd. Wel diende de gewenste decentralisatie ertoe te leiden dat functies die ook op divisieniveau uitgevoerd konden worden, niet centraal belegd bleven. In het advies werd dit geconcretiseerd voor de functie van P&O-adviseur en het bijbehorend secretariaat, die tot dan toe deel uitmaakten van de centrale directie P&O en over dienden te gaan naar de divisies.
Ook het onderwijsinstituut en de onderzoeksinstituten bleven in het advies ongewijzigd.

De wijze waarop het interne overleg van het UMC Utrecht was georganiseerd, behoefde volgens de projectgroep een ingrijpende aanpassing. Hierin was tot dan toe het vertegenwoordigingsmodel dominant, waardoor de slagvaardigheid van het UMC

Utrecht beperkt werd. In het oude model moest elk belang zijn plaats hebben binnen de overlegstructuur. Goed voor het draagvlak, maar niet bevorderlijk voor daadkrachtig bestuur. De projectgroep stelde voor om Kamer 1 en Kamer 2, de platforms van de divisiemanagers, af te schaffen. In plaats hiervan introduceerde de projectgroep het UMC-overleg, een gezamenlijke bespreking van de raad van bestuur, de divisievoorzitters, directeuren en een drietal deskundigen uit de zorg en de bedrijfsvoering. De gedachte hierachter was om hiermee een platform te creëren waarin de top van het UMC Utrecht de strategische beslissingen bespreekt, overigens zonder afbreuk te doen aan de eindverantwoordelijkheid van de raad van bestuur. Wat betreft de wettelijke overlegorganen en het verpleegkundig convent, werd voorgesteld dat de rolverdeling strikter zou worden. Voor zover mogelijk, diende elk soort onderwerp in één orgaan besproken te worden:

■

Adviesorganen
- medisch professionele zaken in het stafconvent
- verpleegkundig professionele zaken in het verpleegkundig convent
- onderwijs en onderzoek in de faculteitsraad
- medezeggenschap van patiënten en cliënten in de CRAZ
- personele zaken en belangenbehartiging van medewerkers in de OR

Om de betrokkenheid bij het geheel verder te versterken, werd voorgesteld tweemaal per jaar een UMC-conferentie te houden, waarin de belangrijkste thema's van het UMC Utrecht gedurende een dag 'op de hei' besproken zouden worden door de raad van bestuur, het volledige divisiemanagement, de directeuren en de dagelijkse besturen van de adviesorganen.

Planning en control

De drie vragen waarover de projectgroep zich boog, waren:
- hoe kan worden gezorgd dat sturing niet alleen op budget maar ook op prestaties plaatsvindt?
- hoe kan worden gezorgd dat het minder omslachtig is om budget vrij te maken voor nieuwe bestemmingen?
- hoe kan worden voorkomen dat relatief veel tijd en energie wordt besteed aan discussies over relatieve details, die bovendien veelal voor het UMC als geheel indifferent zijn?

Het belangrijkste advies was de ontwikkeling van een *balanced scorecard*, waarvan de parameters beperkt in aantal en helder gedefinieerd zijn en de hoofdtaken van het UMC Utrecht weerspiegelen. Deze balanced scorecard zou het belangrijkste instrument moeten worden voor de controlfunctie binnen het UMC Utrecht. Een tweede advies van de projectgroep was om het divisiebudget meer als lumpsum te benaderen voor alle taken van deze divisie. Bij nieuwe taken kan in principe geen beroep op de raad van bestuur worden gedaan, de divisie dient zelf budget vrij te maken.

Cultuur en leiderschap

Voor de projectgroep was de cultuur van de organisatie een belangrijk onderwerp. Zonder daarin te interveniëren, zouden de voorgestelde structuurveranderingen weinig opleveren. In steekwoorden ging het de projectgroep om het vergroten van de resultaatgerichtheid, het stellen van het algemeen belang vóór deelbelangen, afspraak is afspraak, openheid, fairness en samenwerking. Om deze cultuur uit te dragen, wilde de projectgroep vooral inzetten op versterking van het leiderschap binnen de organisatie. De kwaliteiten van leiders in het UMC werden als volgt verwoord:

Kwaliteiten van leiders
- visie hebben en die kunnen overbrengen
- open en communicatief zijn
- op samenwerking gericht zijn
- het algemene belang van het UMC Utrecht vóór deelbelangen stellen
- bereid zijn te oordelen en beoordeeld te worden
- gepaste bescheidenheid tonen en bereid zijn te leren
- lef hebben, slagvaardig en consistent zijn

Alle leidinggevenden op sleutelposities dienen naar de mening van de projectgroep de bereidheid te hebben om via een assessment tot beter inzicht in eigen sterke en zwakke kanten te komen en gebruik te maken van coaching en training ter ondersteuning van de uitoefening van hun functie. Dit diende geborgd te worden in een consequent uitgevoerd beoordelingssysteem, dat onder de naam 'sturen door beoordelen' al geïntroduceerd was in het UMC Utrecht.

Talentmanagement

Het aantrekken en ontwikkelen van talent is volgens het advies een van de strategische prioriteiten van het UMC Utrecht. De projectgroep stelde voor om de professionele carrière in patiëntenzorg, onderwijs en onderzoek anders in te richten, door meer te werken met tijdelijke benoemingen, door professionals regelmatig in hun carrière te beoordelen en door introductie van een 'up or out'-systeem, om te voorkomen dat zittende medewerkers de doorstroming van jong talent onmogelijk maken. Ook de loopbaan richting divisiemanagement (zorg en bedrijfsvoering) behoefde volgens de projectgroep verbetering, onder andere door het creëren van zinvolle tussenposities voor aankomend managers en door betere coaching en scouting. Ten slotte werd geadviseerd de arbeidsvoorwaarden van divisievoorzitters te verbeteren, zodat zij in overeenstemming zouden komen met het gewicht van de functie, en goede afspraken te maken over een exittraject: een route voor divisievoorzitters om zo nodig de functie van voorzitter op te geven om terug te keren naar patiëntenzorg, onderwijs en onderzoek.

■

Prof. dr. Jan Kimpen
Voorzitter van de raad van bestuur

'Ik ben zeer BGO-minded, het is volgens mij het beste model van Nederland.'
Als medisch manager heeft Van Kimpen de divisie Kinderen geleid. 'We hebben afdelingshoofden verregaande mogelijkheden gegeven. Je stelt harde kaders en daarna moet je mensen hun gang laten gaan. Het is redelijk zwart-wit. Of je geeft vertrouwen of je geeft het niet en dan moet je het zelf doen. Ik ben er de hele dag mee bezig: met open zijn, transparant en met delegeren. Zo krijgen medewerkers de kans verantwoordelijkheid te nemen.' Hij verwacht dat ook in de organisatie te vinden. 'Ook al valt het soms tegen, ik loop nog altijd liever risico dan dat ik niet vierkant achter medewerkers sta.'
Nu is hij voorzitter van de raad van bestuur en geeft hij dat vertrouwen ook aan zijn nieuwe gesprekspartners, de divisiemanagers. 'Waar we goed in zijn, is in het decentraal wegzetten van integrale verantwoordelijkheid naar plekken waar het primaire proces is te overzien. Dat is tegelijkertijd ook een zwakte. De divisies zijn groot en dat maakt het soms moeilijk voor leidinggevenden in de divisies om strategisch te beslissen over de grenzen van de divisies heen. Dan stijgt het op naar de raad van bestuur. Waarom zitten de managers niet met elkaar om de tafel? En spreken ze met elkaar over: zijn wij met elkaar bereid een bedrag in het potje talent te stoppen? Het kan nu alleen maar als de raad van bestuur er geld in stopt.' Hij verwacht ook van divisiemanagers dat ze hun verantwoordelijkheid nemen. Dat ze bijvoorbeeld schuiven tussen specialismen. 'Het is een buitengewoon moeilijke taak voor hen, met als gevolg dat we soms te weinig focus hebben in het onderzoek.'
Hij vindt het UMC Utrecht klaar voor de toekomst. 'Omdat we erover nadenken. Maar we maken pas echte klappers als we meer ondernemend zijn. Onorthodoxe dingen doen vanwege het belang voor de toekomst. Dan word je orkestleider in plaats van dat je een viooltje meespeelt. Met aandacht voor het individu en tegelijkertijd oog voor de hele organisatie.'

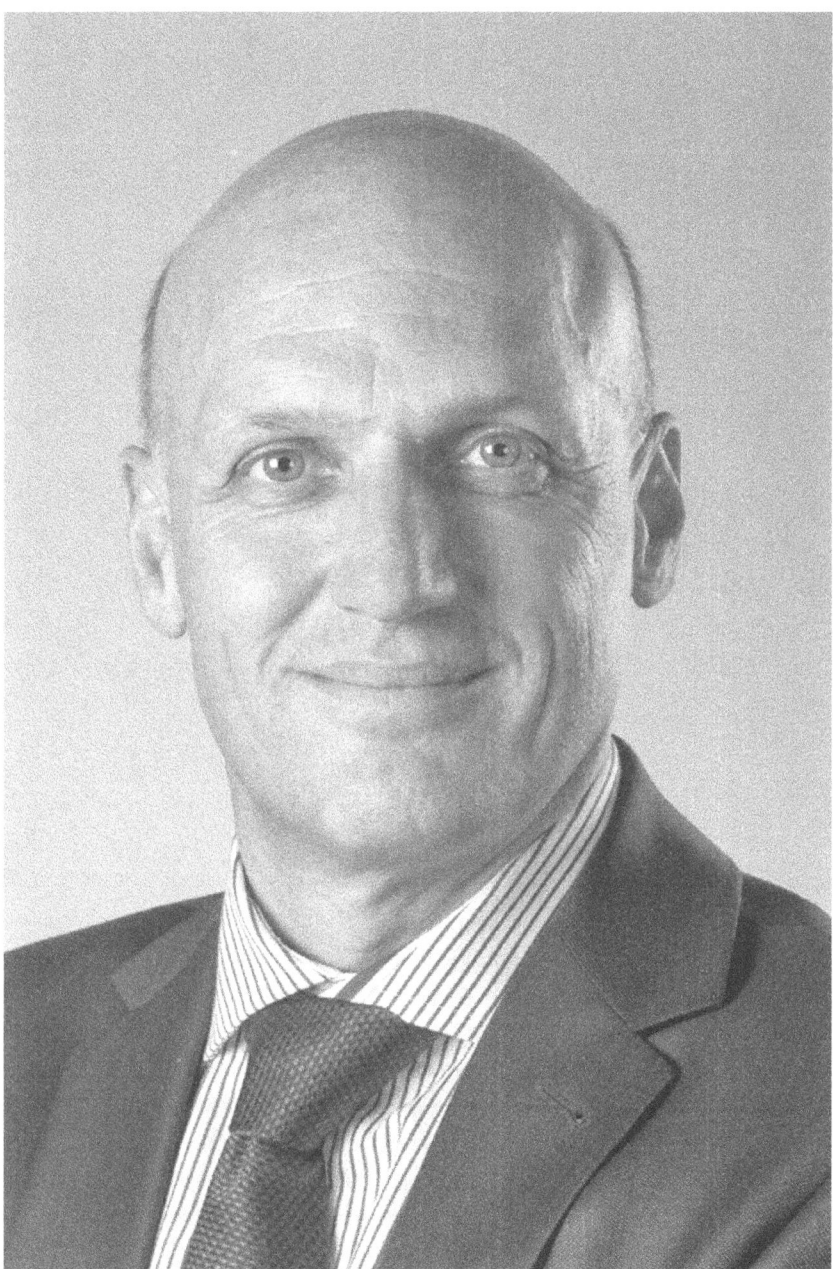

Prof. dr. Jan Kimpen

5 Besluitvorming en implementatie (2001-2002)

De raad van bestuur nam het advies vrijwel ongewijzigd over en zette het om in een voorgenomen besluit, waarover advies werd gevraagd aan alle betrokken gremia. De adviezen waren positief, ook van de adviesorganen waarvan opheffing werd voorgesteld. Onder andere dankzij de klankbordbijeenkomsten waren alle adviesorganen ervan overtuigd dat met B&O de juiste koers werd ingezet. Uiteraard waren er wel veel vragen en opmerkingen op specifieke punten. Deze leidden tot een aangescherpt definitief besluit van de raad van bestuur, waarbij onder andere de precieze indeling van de divisies werd vastgesteld en in een enkel geval het tijdpad voor vorming van een nieuwe divisie werd verruimd.

Een rode draad in de adviezen was de waarschuwing om niet alleen op structuren en indelingen in te zetten, maar juist op de cultuur en leiderschapsstijl. Deze aanbeveling, die overigens aansloot bij het advies van de projectgroep, is door de raad van bestuur ter harte genomen en hieraan is in het implementatietraject een belangrijke plaats gegeven. De raad van bestuur stelde een nieuwe projectgroep in voor de implementatie, met als projectleider het toenmalige hoofd van de organisatieadviesafdeling van het UMC Utrecht, die eerder deel had uitgemaakt van het ondersteuningsteam van de B&O-groep. Deze nieuwe projectgroep werd verzocht een implementatieplan op te stellen, met als opdracht de implementatie waar mogelijk voor 1 januari 2002 af te ronden, zodat de besturing van het UMC Utrecht vanaf 2002 zo volledig mogelijk volgens B&O zou verlopen.

De implementatie liep in eerste instantie langs drie lijnen: de benoeming en versterking van het divisiemanagement, de veranderplannen per divisie en de veranderplannen per onderwerp. Iets later kwam daar een vierde lijn bij, het cultuurtraject.

Benoeming en versterking van het divisiemanagement

Direct na afronding van de besluitvorming ging de raad van bestuur het gesprek aan met de leden van het zittende divisiemanagement. Bij de benoeming op de nieuwe posities wogen de managementvaardigheden van de kandidaten mee. Het was dus geen vanzelfsprekendheid dat managers op hun post konden blijven, ook niet als divisies slechts in beperkte mate veranderden. In de voorafgaande periode waren de vacatures in het divisiemanagement aangehouden, omdat een reductie in het aantal divisies voorzien was. Desondanks waren er managers, zowel in het medische/professionele domein als in de zorg en bedrijfsvoering, die geen plaats in de nieuwe structuur zouden krijgen. Voor een aantal managers in het medische domein betekende dit een andere rol, in het algemeen die van medisch afdelingshoofd binnen een grotere, nieuw gevormde divisie. Voor een aantal managers zorg en bedrijfsvoering verviel de functie en lag in de meeste gevallen een stap naar buiten voor de hand. In een periode van een halfjaar tot een jaar na de besluitvorming lukte het vrijwel alle betrokkenen om een nieuwe positie te vinden. De invulling van het nieuwe divisiemanagement verliep op deze manier zonder grote problemen.

Met alle nieuw benoemde divisiemanagers werd afgesproken dat zij een ontwikkelassessment zouden doen. De raad van bestuur gaf hierbij het goede voorbeeld. De uitkomsten van het ontwikkelassessment waren onderwerp van gesprek tussen de betrokkene en zijn of haar leidinggevende, dus voor het divisiemanagement de portefeuillehouder in de raad van bestuur. Op basis van de uitkomsten werd coaching of andersoortige begeleiding aangeboden. Er werd consequent de hand gehouden aan deze stappen, ook bij managers die daar minder enthousiast over waren. Een belangrijke opbrengst van dit traject was dat de managementvaardigheid van met name de managers in het medische domein voor het eerst op systematische wijze bespreekbaar werd.

Veranderplannen per divisie

Het nieuw benoemde divisiemanagement kreeg de opdracht om een veranderplan op te stellen voor de nieuwe divisie, aan de hand van een gemeenschappelijk kader voor B&O in de divisies. Daar waar bestaande divisies ontvlochten moesten worden om tot de nieuwe divisie te komen, kon dit een behoorlijk ingewikkelde opdracht zijn, zowel in termen van personeel en organisatie, als voor de productieverdeling en de financiën. De raad van bestuur nam de veranderplannen pas in behandeling zodra deze door alle betrokken MT's (van de oude dcd's) geaccordeerd waren. Daardoor konden meningsverschillen niet gemakkelijk geëscaleerd worden naar de raad van bestuur. Op een enkel onderwerp, waar de ontvlechting zeer controversieel was, stelde de raad van bestuur een taskforce in, bestaande uit sleutelfiguren uit de betrokken divisies en geleid door een lid van de raad van bestuur.

De veranderplannen werden getoetst door de stafdirecties op onder andere de inhoudelijke samenhang, de financiële onderbouwing, de impact voor het personeel en eventuele adviesplicht bij de OR. In het voorjaar van 2002 werd de besluitvorming over de meeste plannen afgerond, het laatste plan werd eind 2002 vastgesteld. Daardoor werd 2002 voor B&O een overgangsjaar.

Veranderplannen per onderwerp

Naast de veranderplannen voor de divisies, waren er ook plannen nodig voor specifieke onderwerpen. Enkele belangrijke onderwerpen passeren hierna kort de revue. In de eerste plaats werd de nieuwe overlegstructuur uitgewerkt. Vastgesteld werd welke onderwerpen in het maandelijkse UMC-overleg tussen raad van bestuur en divisievoorzitters aan de orde dienden te komen en wat de status van de bespreking moest zijn. Daarbij moest zowel recht gedaan worden aan het belang van dit overleg als aan de eindverantwoordelijke positie van de raad van bestuur. Gelijktijdig vond overleg plaats met het dagelijks bestuur van het stafconvent en het verpleegkundig convent om tot een nieuwe definitie van hun rol te komen. Het derde element van de nieuwe overlegstructuur was de voorbereiding van de halfjaarlijkse UMC-conferentie, die voor het eerst in het najaar van 2001 zou worden gehouden.

Een ander wezenlijk element van B&O was de *balanced scorecard*. Het decentrale model kon alleen goed werken als de belangrijkste prestaties van de divisies gedefinieerd waren en op een relatief eenvoudige manier gemeten konden worden. In nauwe samenwerking ontwikkelden het hoofd van de planning- en controlafdeling en de projectleider implementatie een model dat met input vanuit de organisatie nader ingevuld werd en in de loop van 2002 in gebruik werd genomen.

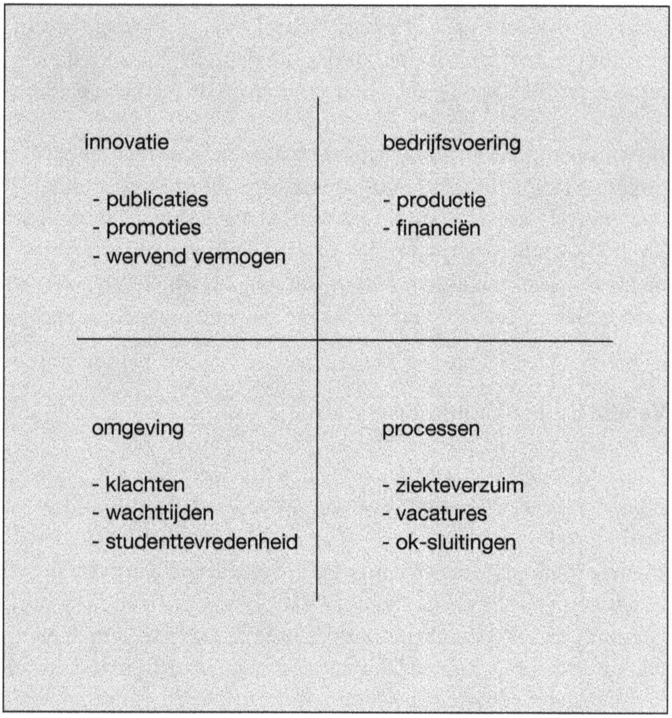

innovatie	bedrijfsvoering
- publicaties - promoties - wervend vermogen	- productie - financiën
omgeving	processen
- klachten - wachttijden - studenttevredenheid	- ziekteverzuim - vacatures - ok-sluitingen

Figuur 2 Balanced scorecard

De decentralisatie van de P&O-adviseurs en P&O-secretaresses werd planmatig voorbereid en doorgevoerd en er werden werkgroepen ingesteld om de ideeën over talentmanagement nader uit te werken. Dit laatste onderwerp bleek lastig te operationaliseren. Ideeën voor specifieke loopbaanpaden en voor het volgen of actief zoeken van jong talent waren voldoende aanwezig, maar in de uitwerking bleek het moeilijk om een vorm te vinden die niet tot extra procedures en bureaucratie zou leiden.

Cultuur

In de adviesronde over het voorgenomen besluit B&O was UMC-breed een krachtig signaal afgegeven: verander niet alleen de structuur, maar richt je vooral op de cultuur van de organisatie. De raad van bestuur besloot om rond de cultuurverandering een apart traject te starten, waarbij overigens werd onderkend dat ook de andere onderdelen van B&O, zoals de assessments voor het divisiemanagement en de instelling van het UMC-overleg, sterke invloed op de organisatiecultuur zouden hebben.

Bij het cultuurtraject werd ondersteuning geboden door het bureau Trompenaars Hampden-Turner (THT). De doelstelling van dit traject was om te komen tot een organisatiecultuur die zich kenmerkt door samenwerking en resultaatgerichtheid. De eerste twee UMC-conferenties, in het najaar van 2001 en het voorjaar van 2002, stonden volledig in het teken van de organisatiecultuur. De eerste stap in dit traject was de vaststelling van onze kernwaarden. Waar staan we voor, wat is onze raison d'être als UMC Utrecht? In discussiegroepen van vertegenwoordigers van verschillende groepen binnen de organisatie werd hierover doorgepraat, waarna in een sessie met de raad van bestuur werd gezocht naar de juiste verwoording. De volgende kernwaarden van het UMC Utrecht werden vastgesteld:

■

Kernwaarden van het UMC Utrecht
- grenzen verleggen
- zorgen voor mensen
- kennis delen

De kernwaarden werden, opnieuw met inbreng vanuit de organisatie, uitgewerkt in gedragswaarden en er werd gezocht naar een rode draad die dwars door de kern- en gedragswaarden loopt. Het UMC Utrecht vond deze in het motto '**vertrouwen durven geven, verantwoordelijkheid durven nemen**'. Dit motto typeert een cultuur waarin veel verantwoordelijkheid bij de medewerkers ligt, waarin deze verantwoordelijkheid ook wordt opgepakt en waarin de leiding vertrouwen geeft en vooral ook durft te geven. Een cultuur waarin verandering en vernieuwing vanzelfsprekend zijn.

In het jaar 2002 werden de kernwaarden en het motto breed bekendgemaakt in de organisatie via verschillende media, zoals de UMC-krant en de nieuwjaarstoespraak, en soms op meer ludieke wijze, zoals door de verspreiding van muismatjes met cartoons van de kernwaarden. Bij het beoordelingssysteem 'sturen door beoordelen' werden de kernwaarden uitgewerkt in voorbeeldafspraken.

Naast de kern- en gedragswaarden, die in feite definiëren wat het UMC Utrecht bindt, werkte de organisatie ook aan dilemmareconciliatie, ofwel de vraag hoe om te gaan met dat wat ons scheidt. Groepen medewerkers oefenden met een techniek om tegengestelde visies en belangen tot een synthese te brengen, die meer was dan een compromis.

Eind 2002 bleek het animo voor het cultuurtraject binnen de organisatie terug te lopen. Het bleek lastig om voldoende nieuwe elementen te benoemen die verder inhoud aan 'de cultuur' konden geven. In 2003 werd het, als apart traject, afgerond. Een belangrijke opbrengst was dat de kernwaarden en het motto op het niveau van leidinggevenden en leidende professionals ingang hebben gevonden en ook nog jaren later regelmatig naar voren komen in discussies en plannen binnen de organisatie.

Drs. Geranne Engwirda

Programmamanager patiëntenzorg UMC Utrecht Cancer Center en manager bedrijfsvoering DIGD

'Ik ervaar veel beslisruimte. De raad van bestuur geeft globale lijnen en er wordt getoetst op output. Bij problemen is de reflex in de organisatie er toch een van: los het zelf maar op. En dat is goed! Initiatief nemen wordt gewaardeerd. Zoals ik dat heb gedaan bij het aannemen van mijn rol in het UMC Utrecht Cancer Center. Ik krijg de ruimte die vorm te geven.'

'Het is wel de kunst om te zien welke dingen met deze besturingsfilosofie niet oplosbaar zijn.' Engwirda ziet de divisiestructuur ondergeschikt worden. 'Wat mij betreft moeten we binnen zo'n vijf jaar toegroeien naar een ander besturingsmodel. Onze klanten hebben per definitie divisieoverstijgende zorg nodig. We moeten ons gezamenlijk committeren aan de beste zorg voor bepaalde patiëntengroepen. Anders kunnen we niet excelleren en blijven we minder goed in het organiseren van de zorg vanuit een patiëntenperspectief.'

Ze vindt dan ook dat het UMC Utrecht te weinig een ondernemende organisatie is. 'We functioneren nog erg op de beheersmatige toer. Wat we als divisiemanagers nu nodig hebben, is dat we, in intensieve interactie met de raad van bestuur, partijen benaderen. Coalities vormen, dingen in gang zetten: veel samen op pad. Met centrale diensten die meer ondersteunend zijn dan kaderstellend. We zijn heel goed in analyseren, beschouwen en dan gaan. Maar het belangrijkste vraagstuk voor de toekomst is het onderscheidend vermogen helder krijgen én uitdragen. We hebben veel gedaan vanuit superspecialismen. Maar de gezondheidswinst zit niet meer in de individuele specialist, maar in afstemming, samenwerking en coördinatie.'

'Ik voel me veilig hier. Men is er niet op uit mij een kopje kleiner te maken. Fouten maken mag. Ik geef ook dat vertrouwen door te delegeren en vragen te stellen in plaats van alleen maar antwoorden te geven.'

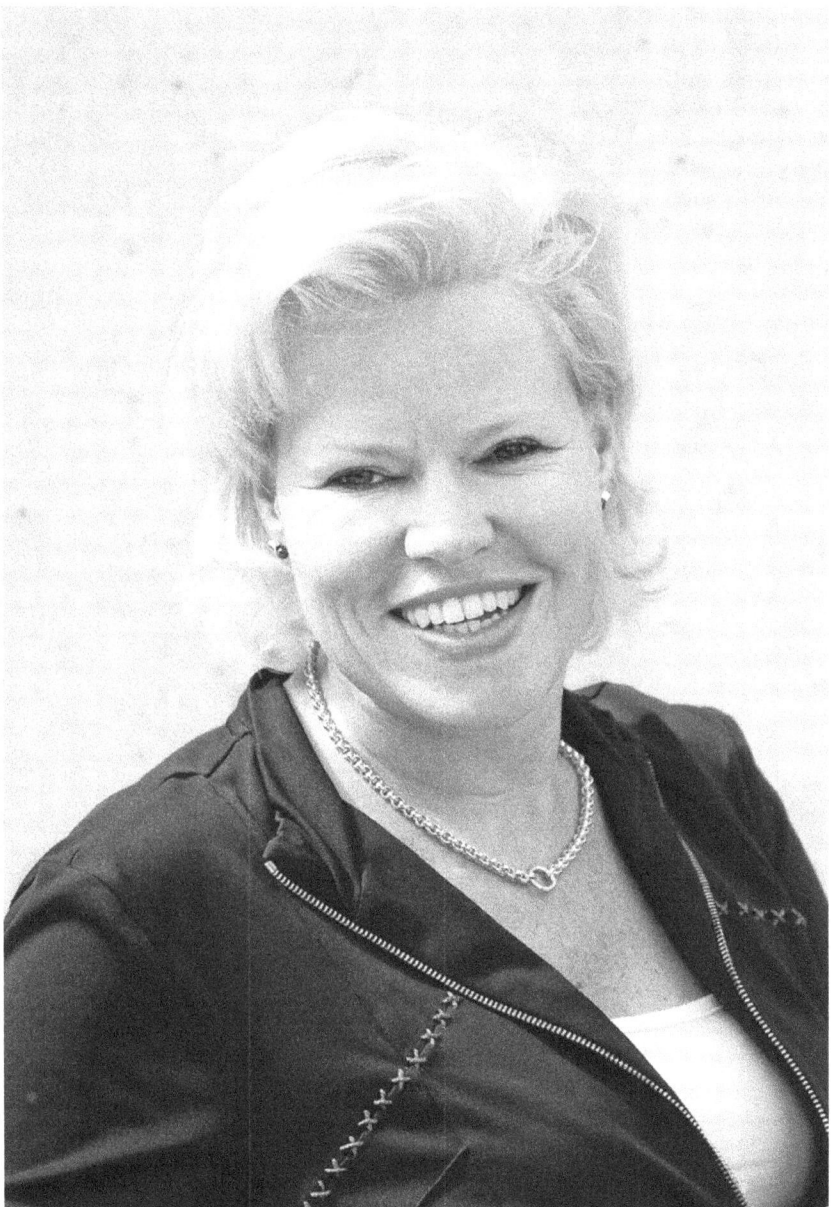

Drs. Geranne Engwirda
Foto: Hester Doove Photography

6 BGO in de praktijk: een schets (2002-2007)

Eind 2002 stond er een nieuw UMC Utrecht. Het aantal divisies en diensten was drastisch teruggebracht, er waren sterke en collegiale divisieleidingen benoemd, het UMC-overleg en de jaarlijkse conferenties hadden een verstikkend meepraatsysteem vervangen, prestaties werden met een betrouwbare balanced scorecard gestimuleerd en een cultuur van verantwoordelijkheid en vertrouwen had ingang gevonden. Op papier klopte alles en was het UMC Utrecht op de toekomst voorbereid. Hoe zag die toekomst eruit?

Zoals eerder aangegeven, had het pasgeboren UMC Utrecht in 1999 de strategie tot 2005 vastgelegd in de nota *Vernieuwing als opdracht*. Het was onvermijdelijk dat na de herstructurering die B&O was, de vraag naar de actualiteit van die strategie werd gesteld. Maar was het UMC Utrecht toe aan een nieuwe ronde van strategiebepaling? Zou het niet verstandig zijn eerst de nieuwe organisatiestructuur de kans te geven zich te zetten en zou het ook niet beter zijn een eventuele nieuwe strategie pas uit te stippelen als er weer wat financieel vet op de botten zat? Discussies in de raad van bestuur en met de divisies wezen in die richting. Toch had een actualisatie voordelen. Het zou aan de nieuwe organisatie een ankerpunt geven; *Vernieuwing als opdracht* was tenslotte geschreven vóór de periode van financiële en organisatorische onzekerheid en de vraag naar de actualiteitswaarde was zeker legitiem.

In kleine kring werd *Vernieuwing als opdracht* nog eens onder de loep genomen. De nota bleek verrassend actueel. De missie (zie kader) hoefde niet te worden aangepast; ze paste goed bij de interne en externe wereld van 2002.

Missie van het UMC Utrecht
- het bieden van hoogwaardige patiëntgerichte en steeds vanuit de patiënt gedachte zorg op geselecteerde gebieden van de gezondheidszorg, aansluitend bij de hoofdthema's van onderzoek
- het bieden van gedifferentieerde en kwalitatief vooraanstaande studentgerichte opleidingen, waarbij universitaire en specialistische (beroeps)opleidingen zijn geïntegreerd
- het verrichten van grensverleggend onderzoek op een vijftal geselecteerde terreinen met de kernwoorden genen, vaten, afweer, hersenen en beeld

Omdat het UMC Utrecht in 2001 voor het eerst weer geld ging overhouden, kon voorzichtig worden gestart met enkele strategische investeringen. Uiteindelijk werd besloten tot een strategische update in de vorm van de nota *Vernieuwing als opdracht, halverwege*. Daarmee werd beoogd de continuïteit te benadrukken; de vorm van de organisatie was dan wel anders geworden, de kern van de inhoud niet. Tegelijkertijd kon zo worden aangegeven dat er wel degelijk sprake was van een nieuwe start. Na enkele jaren vooral met zichzelf bezig te zijn geweest, keerde het UMC Utrecht zich weer naar de uitdagingen van de buitenwereld. *Vernieuwing als opdracht, halverwege* werd aangeboden aan de scheidende voorzitter van de raad van toezicht, prof. F.A. Maljers. Zijn bestuurlijke ervaring was voor de transformatie van grote betekenis geweest.

Het UMC Utrecht wendde zich naar buiten. Er werd geïnvesteerd in toponderzoek, patiëntveiligheid, een nieuwe opleiding tot arts in vier jaar. Divisies rondden hun laatste financiële ombuigingen af en begonnen te investeren in de eigen strategie. Geleidelijk vormden de drie oude facilitaire diensten zich om tot een samenhangend facilitair bedrijf. Twee nieuwe gebouwen werden toegevoegd, waaronder het architectonisch fraaie Hijmans van den Berghgebouw. Dit alles kon worden gerealiseerd binnen de budgettaire kaders, sterker nog, elk jaar werd een flink positief resultaat bereikt. Durven Kiezen werkte door in een sterke motivatie om de financiën te beheersen, B&O stelde de divisies en directoraten daartoe ook werkelijk in staat. Intussen groeide het vermogen van het UMC Utrecht elk jaar met een aanzienlijk bedrag. Het moment van besluitvorming over nieuwe strategische investeringen naderde.

In het kader van *Vernieuwing als opdracht, halverwege* waren al gerichte strategische impulsen gegeven. Ook daarbij speelde het cultuurmotto 'vertrouwen durven geven, verantwoordelijkheid durven nemen' een belangrijke rol. De strategische impuls 1 van 2004 kende grote bedragen (drie miljoen euro) toe aan twee leiders van succesvolle onderzoeksprogramma's: beeld en epidemiologie. Zij konden de besteding grotendeels naar eigen inzicht inrichten. Daarnaast werd geïnvesteerd in internationalisering en talentontwikkeling. Ook deze programma's hadden een grote decentrale inslag; weinig centrale bureaucratie, veel uitvoering en verantwoordelijkheid bij de divisies. De strategische impuls 2 van 2005, opnieuw tien miljoen euro, werd langs dezelfde lijnen opgezet. Hier gingen de grootste bedragen naar de inrichting van een UMC Utrecht Cancer Center (vijf miljoen euro) en naar een reeks van projecten om de productiviteit van de patiëntenzorg te verbeteren (drie miljoen euro).

Dit laatste project kreeg de titel 'Slimmer beter' en kan als voorbeeld dienen van de relatie – centraal decentraal in de besturingsfilosofie van het UMC Utrecht. In een van de eerder genoemde UMC-brede conferenties was gesproken over de noodzaak de productiviteit te verhogen. We moesten meer met minder doen door dingen slimmer te organiseren. Vervolgens werd daarvoor drie miljoen euro gereserveerd en aan de divisies gevraagd met concrete decentrale projecten daarop in te tekenen. Een commissie van centrale stafleden en decentrale deskundigen werd gevraagd de voorstellen te beoordelen. Zo kwamen uit alle hoeken en gaten meer dan veertig voorstellen, waarvan er uiteindelijk twintig werden gehonoreerd. Ongeveer tien bleken te gaan over het slimmer organiseren van de polikliniek. Tussen deze projecten, die geheel onafhankelijk van elkaar tot stand waren gekomen, bestond zowel overlap als complementariteit. Ze werden gebundeld in een groter project, 'Polikliniek van de toekomst', en zo in uitvoering genomen. Geen investering in centrale projectmedewerkers, geen tekentafelprojecten, maar investering in medewerkers op de werkvloer en projecten die daar rechtstreeks van afkomstig zijn. Tegelijkertijd wel samenhang aanbrengen, kennis delen en straks kennis uitrollen. Zo had B&O het bedoeld.

Inmiddels naderde het jaar 2006, het jaar waarin *Vernieuwing als opdracht* definitief zou zijn afgelopen. Vanaf eind 2005 werd gewerkt aan een nieuw strategisch document aan de hand van een tekst die door de raad van bestuur was opgesteld. Op deze tekst kon worden 'geschoten' door de leiding van divisies en directoraten, door focusgroepen uit de organisatie, door gremia als de raad van toezicht, de cliëntenraad en de medezeggenschapsorganen. Interessant genoeg haalde de tekst redelijk ongeschonden de eindstreep, hoewel op een aantal punten belangrijke aanscherpingen werden aangebracht. Kennelijk zat de organisatie redelijk op één lijn als het gaat om de missie en wat gedaan moet worden om deze te realiseren. Uiteindelijk kon in december 2006 de nieuwe strategienota *Zorg voor kennis, kennis voor zorg* aan alle tienduizend medewerkers worden toegezonden.

Kern van de nota is dat het UMC Utrecht als kernactiviteit ziet het maken, toetsen, delen en toepassen van kennis. Wij bewegen weg van wat als 'gewone' zorg kan worden aangeduid en profileren ons rond de verbinding van nieuwe kennis en nieuwe zorg. Onze infrastructuur is daarop berekend, onze medewerkers ontlenen daaraan hun drive, onze patiënten, studenten en onderzoekers komen om die reden naar ons toe. Natuurlijk hebben we verbindingen nodig met de buitenwereld, zowel die van de kennis als die van de zorg. Daarom is het UMC Utrecht onlosmakelijk verbonden met de Universiteit Utrecht en gaan we allianties aan met de zorginstellingen om ons heen. Ons domein is niet zozeer de zich ontwikkelende zorgmarkt, ook al kunnen we ons daar uiteraard niet aan onttrekken. Wij positioneren ons primair in het publieke domein; wat wij doen is de samenleving en de geneeskunde voeden met nieuwe kennis, betere behandelingen, goede zorgverleners. Daarbij wordt ons speelveld steeds internationaler. Vanuit dat perspectief beschrijft *Zorg voor kennis, kennis voor zorg* onze agenda voor de daaropvolgende vijf jaar rond vier thema's: investeren, samenwerken, innoveren en verantwoorden. De laatste bladzijde bevat het goede nieuws: voor deze agenda staat dertig miljoen euro ter beschikking.

Gesteld mag worden dat het UMC Utrecht sinds Durven Kiezen een lange weg gegaan is en een nog mooiere voor zich heeft. De besturingsfilosofie die in B&O is uitgezet en ingevoerd, is daarvoor een key succesfactor gebleken.

Conny Helder
Manager zorg, divisie Heelkundige Specialismen

Ze kijkt positief terug op de invoering van de B&O-structuur: 'De grotere divisies en de zwaardere managementteams zorgen voor vertrouwen vanuit de raad van bestuur. Die bewuste afstand geeft vrijheidsgraden. Het concernmodel functioneert goed en ik kopieer dat door in de divisie. We plaatsen ons als managementteam in een bestuurlijke rol en geven vertrouwen aan decentrale eenheden. Bij de veranderende zorgmarkt is ook ondernemerschap nodig. B&O heeft dat ondernemerschap bij de divisieleiding gebracht en wij vragen het weer van de afdelingshoofden. We vertalen door omdat ik zie dat het werkt!'

'Mijn systeemgrens, mijn denkkader is het UMC Utrecht. Wat me bezighoudt, is hoe je synergie organiseert en hoe je ontwikkelingen synchroon laat lopen zodat het collectieve belang bovenaan blijft staan. Iedere stap kent ongelooflijk veel afhankelijkheden van andere projecten. Daardoor duurt het lang voordat er consensus is. Er zijn momenten waarop ik denk dat we weer terug moeten naar iets meer centrale aansturing.'

Het UMC Utrecht beschouwt ze als een organisatie waar ruimte is voor dialoog. 'Je mag leren en experimenteren. Er is een goede sfeer.' Bovendien vindt ze dat door de afname van het aantal divisies de organisatie gewonnen heeft aan slagkracht. 'We hebben voor onszelf beleidsruimte weten te creëren. Er is geld en ruimte voor ontwikkelingen. We zijn krachtig in het binnenbrengen van thema's als hospitality en patiëntveiligheid. Maar de snelheid mag wel wat hoger. Het onderzoek is gediend bij focus en het bij elkaar brengen van massa. Het patiëntenzorgproces is gediend bij een eenduidig zorginformatiesysteem en marktinformatiesysteem. Dat zijn de belangrijkste bouwstenen die ontbreken.
Gelukkig staat het in de steigers.'

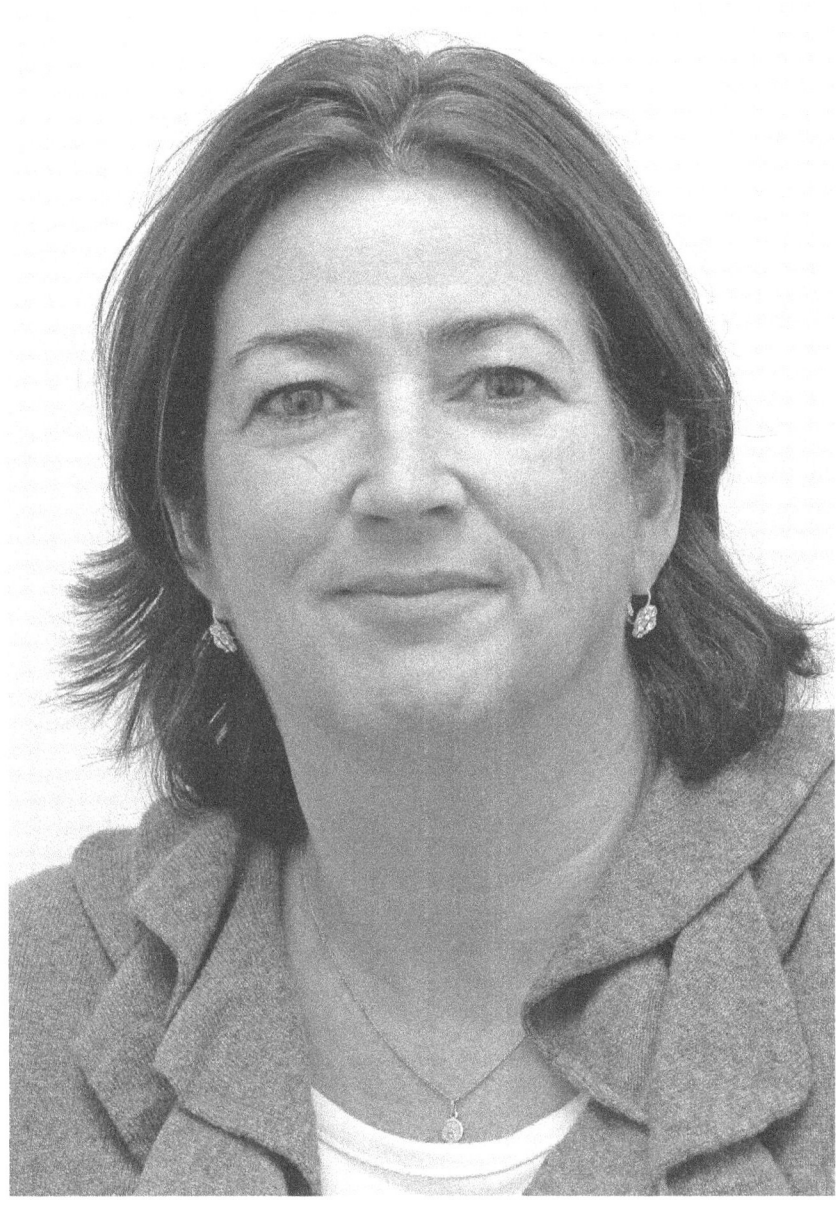

Conny Helder

7 De lessen van B&O: een samenvatting

We beschreven een drieluik. Centraal staat het ontwerpen en het invoeren van een nieuwe besturingsfilosofie en organisatiestructuur voor het UMC Utrecht. Dit project, kortweg B&O genoemd, startte in 2001, kende als mijlpaal de inrichting van de nieuwe divisiestructuur en de benoeming van nieuwe divisieleidingen op 1 januari 2002, en was voltooid aan het eind van 2002. Dit centrale deel van het triptiek staat niet alleen. Aan de linkerkant de voorgeschiedenis: een grote fusie en een grote ombuigingsoperatie. Aan de rechterkant de toepassing in de praktijk: de weg naar financieel herstel en naar een nieuwe strategie. Zo hebben we een drieluik beschreven dat ruim tien jaar bestuurlijke geschiedenis van het UMC Utrecht omvat. Maar centraal staat toch B&O en daarom sluiten we af met een reflectie op wat we hebben geleerd en wat hopelijk voor anderen leerzaam kan zijn. We denken dat andere UMC's veel herkennen in ons verhaal. Voor andere complexe zorgorganisaties ligt dit genuanceerder. Topklinische ziekenhuizen zullen zeker verschillen constateren. Hun organisaties zijn primair ingericht op de zorgprocessen en minder op onderwijs en onderzoek. Bovendien is de positie van de medische staf in een UMC wezenlijk anders dan in een algemeen ziekenhuis, met name vanwege de wettelijk vastgelegde verantwoordelijkheid van het medisch afdelingshoofd. Dat impliceert een hiërarchie binnen de medische organisatie, in tegenstelling tot de maatschapstructuur, waarin wel sprake kan zijn van vertegenwoordiging van de maatschap door een van de leden, maar waarin de professionele eindverantwoordelijkheid bij elk van de maten blijft rusten. Desondanks zullen ook de meeste algemene ziekenhuizen de keuzes kennen waar het UMC Utrecht voor stond: centraal versus decentraal, zelf veranderen of verandercapaciteit inhuren, functioneel of integraal management, wel of geen matrixstructuur. Het UMC Utrecht heeft deze keuzes gemaakt, we hebben ze hier beschreven en we willen graag onze ervaringen met u delen.

H.7

■

De lessen van B&O
- de noodzaak van een noodzaak
- zelf doen
- consequent decentraal
- gezag en hiërarchie zijn essentieel
- integraal besturen
- houd centraal klein
- maak zacht hard
- ieder zijn rol
- organiseer soms over divisies heen
- een professioneel concernmodel

De noodzaak van een noodzaak

Voor een drastische en succesvolle verandering in de besturingsfilosofie is een *sense of urgency* in de organisatie nodig. Het terugbrengen van het aantal divisies bijvoorbeeld, werd gepercipieerd als inlevering van autonomie en macht op een lager aggregatieniveau, zoals kleine divisies en afdelingen. Zoiets vanachter de tekentafel regelen, lukt niet. Zeker in een professionele organisatie is het nodig dat de noodzaak tot veranderen wordt gevoeld, ook al wordt hij niet openlijk uitgesproken. Bij het UMC Utrecht werd die sense of urgency ingegeven door de financiële problemen. Niet dat deze op zichzelf zo groot waren. Ernstiger was dat de verwachtingen over de financiële mogelijkheden en wat feitelijk bleek te kunnen, uiteen waren gaan lopen. Dat bracht veel onzekerheid met zich mee, niet alleen bij de divisies en afdelingen, maar ook bij de raad van bestuur, die in het eerste stadium zeker geen eenduidige boodschap daarover uitzond. Dit gevoegd bij de fusieperikelen en de stroperige overlegstructuur leidde tot een sterk gevoel van 'zo kan het niet langer', zelfs toen de financiële weg omhoog alweer bereikt was.

Zelf doen

Het succes van B&O zit zeker voor een belangrijk deel in de eerste stap. In feite werd daarbij al vooruitgelopen op wat de uitkomst bleek te zijn: vertrouwen durven geven. Geen extern bureau met interviews, schema's met vier kwadranten, sterkte-zwakteanalyses en veel draagvlakgesprekken. In plaats daarvan een kleine, gevarieerde, zorgvuldig door de raad van bestuur uitgezochte groep van topmedewerkers, die in staat moest worden geacht 'out of the box' te denken en toch aansluiting bij de werkelijkheid te houden. Deze groep kreeg vertrouwen en maakte dat meer dan waar. De leden moesten met de resultaten van hun werk zelf verder leven, maar hadden voldoende niveau om toch niet het gevoel te hebben als kalkoenen het kerstdiner te moeten voorbereiden.

Consequent decentraal

De kracht van de Utrechtse besturingsfilosofie is dat het een consequent decentraal model oplevert waarin het decentrale niveau ook daadwerkelijk toegerust is voor zijn taak, zowel persoonlijk als instrumenteel. Veel zogenaamde decentrale modellen stranden in halfslachtigheid. Het vertrouwen is niet groot genoeg om de raad van bestuur echt een stapje terug te laten doen en de personen die de decentrale verantwoordelijkheid moeten nemen, zijn daarop onvoldoende geselecteerd en dus berekend. De gevolgen laten zich als een selffulfilling prophecy raden. De combinatie van een heldere decentrale structuur, voor deze taak toegeruste personen en op essentiële punten centrale monitoring en sturing is de kern van het Utrechtse besturingsmodel.

Gezag en hiërarchie zijn essentieel

Een model is mooi, consequente invoering en handhaving zijn een tweede. Dit geldt in het bijzonder in een professionele organisatie, waar begrippen als professionele autonomie en individuele aansprakelijkheid belangrijke waarden vertegenwoordigen. Als de divisie in de positie gebracht moet worden zelf bestuurlijke verantwoordelijkheid te nemen, zijn drie dingen van groot belang gebleken:
- Divisies moeten professionele samenhang vertonen. Zonder

dat zijn het beheerseenheden waarvan de samenhang niet door de professionals kan worden gevoeld. Divisies blijven voor hen dan 'wezensvreemd'.
- Een topprofessional leidt de divisie. Hij of zij dwingt vakinhoudelijk gezag af en heeft daarmee het natuurlijke overwicht dat in een professionele organisatie van groot belang is.
- Plaats deze divisievoorzitter ook hiërarchisch boven de afdelingshoofden. In concreto, laat hem of haar de afdelingshoofden beoordelen. Zonder dat zullen de afdelingshoofden de bypass naar de raad van bestuur vinden en benutten.

Integraal besturen

Een belangrijke succesfactor is het samenbrengen van bestuurlijke kwaliteit op divisieniveau. Een goede medisch manager kan niet zonder een goede bedrijfsvoering; bestuurlijke kracht op het terrein van zorg, onderwijs en onderzoek is onontbeerlijk voor een divisie die eigen beleid wil voeren. Juist de integratie van patiëntenzorg, onderwijs en onderzoek is een wezenskenmerk van een UMC; deze integratie beperken tot de raad van bestuur zou betekenen dat grote kansen op synergie worden gemist. Mutatis mutandis geldt dit overigens ook op divisieniveau; een aantal heeft het principe van integraal management naar het niveau van bijvoorbeeld afdelingen doorgetrokken.

Houd centraal klein

Beperk de centrale staf en, voor zover aanwezig, zorg dat deze niet alleen de raad van bestuur maar ook de decentrale eenheden dient. Dit is een sterk signaal dat verantwoordelijkheden inderdaad decentraal worden gelegd. Divisies en afdelingen hebben de neiging zaken die met anderen gedeeld worden, als 'niet van ons' te beschouwen en naar centraal te exporteren. Daar moet dan een divisieoverstijgende voorziening worden opgetuigd, die niet zelden een doel in zichzelf wordt. In het UMC Utrecht wordt de verantwoordelijkheid bij de divisies gelaten, die in onderling overleg en waar nodig met centrale steun divisieoverstijgende projecten kunnen entameren. Dit beperkt de bureaucratie en zorgt ervoor dat het project aansluiting met de werkvloer houdt.

Maak zacht hard

Zogenaamde 'zachte' aspecten zijn belangrijk. Wat bindt ons, waar spreken we elkaar op aan, welke leiderschapskwaliteiten vinden we belangrijk: een vorm van 'common ground' hierover voorkomt veel discussie en frustratie en draagt bij aan de bestuurlijke slagkracht. Mensen functioneren het best in een omgeving die op kernkwaliteiten helder en bekend is. Daarom is het belangrijk regelmatig over deze aspecten te communiceren, ze in te brengen in het 'management development'-programma van de organisatie en ze waar mogelijk 'hard' in te vullen, bijvoorbeeld bij assessments en in de beoordelingscyclus.

Ieder zijn rol

Een vooral buiten het UMC Utrecht wel eens gehoorde kritiek luidt als volgt: 'Jullie creëren een extra bestuurslaag. Dat vergroot de afstand tussen raad van bestuur en organisatie en vergroot het aantal managers en de bureaucratie.' Het eerste is in formele zin waar, maar paradoxaal genoeg is het in de praktijk precies andersom. Juist omdat de raad van bestuur niet verdrinkt in de dagelijkse operationaliteit, kan hij zich in de organisatie beter profileren als een strategische gesprekspartner. Niet de bemoeienis met de details maar de communicatie over de hoofdlijnen bepaalt de afstand. Onderzoek naar de tevredenheid en betrokkenheid van medewerkers toont aan dat deze afstand de laatste jaren aanzienlijk is afgenomen. Onze decentrale managementstructuur vraagt ongeveer veertig divisiebestuurders, van wie een deel in combinatie met het uitoefenen van het eigen vak, aangevuld met vijf directeuren. Dat lijkt veel, maar ook hier is de werkelijkheid genuanceerder. Juist door deze sterke bestuurslaag wordt veel andere bestuurlijke drukte weggevangen. Minder vergaderingen voor coördinatie en afstemming, minder concernbrede projecten met geringe verankering in de werkvloer, minder ad hoc crisisberaad, meer informele afstemming tussen bestuurders van niveau die elkaar vertrouwen: de organisatie wordt meer gericht op voortgang en prestatie en dat scheelt heel wat functionarissen die zich niet direct met de primaire processen bezighouden.

Organiseer soms over de divisies heen

Een potentieel nadeel van het decentrale model is dat de organisatie aan slagkracht tekortkomt als er UMC-brede inspanningen of investeringen worden verwacht. Ontwikkelingen in de buitenwereld, zoals in deze periode de invoering van de marktwerking in de zorg, leiden ertoe dat juist zulke veranderingen nodig zijn. Bovendien, de patiëntenzorg speelt zich zelden geheel in één divisie af, zorgpaden lopen door divisies heen. Vier intensivecareafdelingen voor volwassenen, een verouderd concept van ambulante chirurgische ingrepen, verbrokkelde oncologische zorg: het UMC Utrecht moest drastisch ingrijpen in deze voorzieningen en daarbij door de autonomie van divisies heen breken. Hier doet zich gelden of de raad van bestuur voldoende overtuigingskracht, draagvlak en daadkracht heeft. Het is als het ware de keerzijde van 'vertrouwen durven geven, verantwoordelijkheid durven nemen': nu moest dit vanuit de divisies richting raad van bestuur. In de afgelopen periode is een IC-centrum als nieuwe divisie tot stand gekomen waarin onderdelen van bestaande divisies zijn opgegaan. De vormgeving van een nieuw centrum voor voorspelbare en laagcomplexe chirurgische zorg is afgerond; ook hier wordt door de divisiegrenzen heen gesneden. Het UMC Utrecht Cancer Centrum staat in de steigers en wordt geleid door een drieman/vrouwschap vanuit de drie meest betrokken divisies. De B&O-structuur lijkt ook deze uitdagingen van de nieuwe tijd aan te kunnen.

Ten slotte: een professioneel concernmodel

Ziekenhuizen en dus a fortiori UMC's zijn buitengewoon complexe organisaties. Ze zijn bovendien onderling verschillend in historie, ambitie en positie. Wat in het UMC Utrecht werkt, kan dus elders falen. Ook in het UMC Utrecht zelf is de organisatiestructuur voortdurend onderwerp van aanscherping en verbetering. Dat neemt niet weg dat wij met vallen en opstaan dingen hebben geleerd die voor anderen in soortgelijke situaties van nut kunnen zijn. Samengevat hebben wij gewerkt aan een besturingsfilosofie en organisatiemodel dat we bij gebrek aan een betere term 'professioneel concernmodel' hebben genoemd. 'Professioneel' omdat het toepasbaar is op een organisatie waarvan het succes voor een belangrijk deel bepaald wordt door de kwaliteit, inzet en betrokkenheid van vakinhoudelijke professionals. 'Concernmodel' omdat we dit gegeven hebben gecombineerd met de organisatieprincipes van grote concerns. Daarmee hebben we een model gevonden waarin we met onze pluriforme organisatie tot een goed samenspel konden komen. Vaak spannend, met verrassende accenten, zelden eenstemmig, met crescendi en diminuendi, maar uiteindelijk leidend tot een mooie samenklank. Wij geven dat model nog één keer weer in de hoop anderen daarmee te kunnen inspireren.

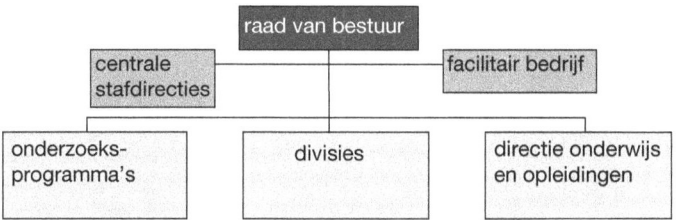

Figuur 3 Model van BGO

Over de auteurs

Geert H. Blijham (1946) was tot 31 december 2008 voorzitter van de raad van bestuur van het UMC Utrecht, vicedecaan en hoogleraar interne geneeskunde aan de UU. Hij studeerde geneeskunde in Groningen (1971), alwaar hij in 1975 ook de doctorstitel behaalde. Van 1975 tot 1992 was hij werkzaam bij de in 1974 opgerichte Medische Faculteit Maastricht, waar hij verschillende functies vervulde, waaronder die van lid van de faculteitsraad en het faculteitsbestuur. In deze periode specialiseerde hij zich tevens tot internist en na een opleiding in Houston, Texas, tot medisch oncoloog. In dat laatste vak werd hij in 1987 hoogleraar. In 1992 volgde zijn benoeming tot hoogleraar interne geneeskunde, afdelingshoofd en divisievoorzitter in Utrecht. Per 1 september 1998 werd hij voorzitter van de raad van bestuur van het UMC Utrecht, de organisatie die ontstond na de fusie tussen AZU, WKZ en Medische Faculteit Universiteit Utrecht. Het UMC Utrecht behoort met tienduizend medewerkers en een jaarbudget van 750 miljoen euro tot de drie grootste zorginstellingen van Nederland. Van 2005 tot 2007 was Geert Blijham tevens voorzitter van de Nederlandse Federatie van UMC's, de organisatie waarin de acht Nederlandse UMC's samenwerken. Geert Blijham heeft nu een aantal toezichthoudende en adviserende functies in wetenschap en zorg en is lid van de Gezondheidsraad.

Ernest C. Müter (1963) is sinds december 2002 manager bedrijfsvoering van de divisie Kinderen (Wilhelmina Kinderziekenhuis) van het UMC Utrecht. Hij studeerde sociale wetenschappen in Utrecht (1989), waarna hij verschillende functies vervulde, eerst binnen de Universiteit Utrecht en vervolgens in het veld van de gezondheidszorg. In de periode 1998-2002 was hij hoofd van de afdeling Organisatie (UMC Consult) van het UMC Utrecht. In deze functie begeleidde hij de projectgroep B&O en gaf hij vervolgens leiding aan de implementatie van de nieuwe besturingsfilosofie en organisatiestructuur in het UMC Utrecht.

GPSR Compliance

The European Union's (EU) General Product Safety Regulation (GPSR) is a set of rules that requires consumer products to be safe and our obligations to ensure this.

If you have any concerns about our products, you can contact us on

ProductSafety@springernature.com

In case Publisher is established outside the EU, the EU authorized representative is:

Springer Nature Customer Service Center GmbH
Europaplatz 3
69115 Heidelberg, Germany